静脉血栓栓塞症（VTE）

防治工作手册

邵继春 ◎ 主编

U0241180

西南大学出版社

国家一级出版社 全国百佳图书出版单位

图书在版编目（CIP）数据

静脉血栓栓塞症（VTE）防治工作手册 / 邵继春主编
. — 重庆：西南大学出版社, 2023.6
　ISBN 978-7-5697-1886-7

　Ⅰ . ①静… Ⅱ . ①邵… Ⅲ . ①静脉疾病 — 血栓栓塞 —
防治 — 手册 Ⅳ . ① R543.6-62

　中国国家版本馆 CIP 数据核字（2023）第 103404 号

静脉血栓栓塞症（VTE）防治工作手册
JINGMAI XUESHUAN SHUANSEZHENG（VTE）FANGZHI GONGZUO SHOUCE

主编　　邵继春

选题策划 ┃ 张昊越
责任编辑 ┃ 杜珍辉
特约编辑 ┃ 郑祖艺
责任校对 ┃ 朱春玲
装帧设计 ┃ 闰江文化
排　　版 ┃ 闰江文化
出版发行 ┃ 西南大学出版社（原西南师范大学出版社）
　　　地　　址 ┃ 重庆市北碚区天生路 2 号
　　　邮　　编 ┃ 400715
　　　电　　话 ┃ 023-68254657 68254107
印　　刷 ┃ 重庆长虹印务有限公司
幅面尺寸 ┃ 148 mm × 210 mm
印　　张 ┃ 3
字　　数 ┃ 80 千字
版　　次 ┃ 2023 年 6 月第 1 版
印　　次 ┃ 2024 年 11 月第 2 次印刷
书　　号 ┃ ISBN 978-7-5697-1886-7
定　　价 ┃ 28.00 元

成都医学院第二附属医院
核工业四一六医院
中核集团 CNNC
THE 2ND AFFILIATED HOSPITAL OF CHENGDU MEDICAL COLLEGE
NO.416 HOSPITAL OF NUCLEAR INDUSTRY

• 名誉主编：江志强
• 主　　编：邵继春
• 副主编：李　灿　熊曙光　何贤禄　唐胡婷
• 编　　委（排名不分先后）：

徐志强　周　晴　朱瑞琪　聂晓红　杜　娟
曾兴玲　汪　晟　王　丽　吴　杰　李　燕
郑　熠　米　凯　颜丽婷　方　芳　李　淅
叶　昱　文　勇　张　聂　陈　伟　胡　婕

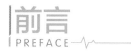

静脉血栓栓塞症（venous thromboembolism，VTE）是指血液在静脉内不正常地凝结，使血管完全或不完全阻塞。它包括深静脉血栓形成（deep venous thrombosis，DVT）和肺血栓栓塞症（pulmonary thromboembolism，PTE），其中急性PTE是肺栓塞发生过程中最常见的临床类型，致死率高。循证医学表明，对住院患者实施规范合理的预防措施，可有效降低医院相关性VTE事件的发生率。

为加强我国医疗质量安全管理，提升医疗质量安全管理的科学化水平，构建优质高效的医疗质量管理与控制体系，国家卫生健康委医政医管局发布的《三级医院评审标准（2020年版）》中将VTE防治相关评价指标纳入评审体系。随后VTE防治管理项目被纳入《2021年国家医疗质量安全改进目标》，在《2022年国家医疗质量安全改进目标》中降低静脉血栓栓塞症发生率仍作为一项重要的工作得到持续改进，可见 VTE 防治工作的重要性。

目前新发布的 2023 年《国家医疗质量安全改进目标》中指出，医疗机构需建设院内 VTE 防治管理体系，提高 VTE 规范预防率，实现 VTE 的早期干预，降低 VTE 的发生率、致残率及致死率。全国肺栓塞和深静脉血栓形成防治能力建设项目成果——《三级医院中心建设标准及评分细则（2021 版）》中，要求做到住院患者评估率与中高危患者的出血评估率均超过 90%、中高风险患者的防治率超过 80%，而目前 VTE 防治工作在全国各医疗机构中尚未广泛开展，各地防治管理体系尚不完善。我们整理编纂本手册，主要是为了给各位同行提供一些 VTE 防治管理方面的参考。

本手册主要针对医院住院患者，希望对其进行科学合理的 VTE 预防治疗管理，来减少院内 VTE 相关事件的发生。在编纂本手册前，成都医学院第二附属医院·核工业四一六医院依据中华医学会发布的《医院内静脉血栓栓塞症防治与管理建议》《深静脉血栓形成的诊断和治疗指南(第三版)》、《肺血栓栓塞症诊治与预防指南》（2018），及 2020 年美国血液病学会（ASH）发布的《静脉血栓栓塞治疗指南：深静脉血栓和肺栓塞的治疗》等指南，制定了 VTE 预防及治疗措施；同时参考全国肺栓塞和深静脉血栓形成防治能力建设项目成果——《三级医院中心建设标准及评分细则（2021 版）》《医院内静脉血栓栓塞症防治质量评价与管理建议（2022 版）》，以及已建设有 VTE 防治中心的医院的管理模式，制定了初步的 VTE 管理流程，并在本院 10 个重点科室展开为期一年的试行。而在这一年的试行期间，根据发现的问题及更新的防治指南，不断地对院内 VTE 防治管理体系进行改进，最终于 2022 年 10 月，形成了较为完善的院内 VTE 防治管理体系，并在本院所有科室展开，同时进行信息化管理。而进行信息化管理后，又陆续发现一些不足，并及时更改，终于在 2023 年初，有了本院现行的医院 VTE 防治信息化管理体系，实属不易。

由于本手册编纂较为匆忙，其中的不足之处，请读者多包容与宽待，若各同行有 VTE 防治与管理方面的见解与建议可与我们联系，以便持续完善本手册，后面我们也将依据新出的 VTE 管理政策与相关防治措施进行改进。

　　成都医学院附属第二医院·核工业四一六医院坐落于美丽的"天府之国"四川的省会——成都，是中国核工业集团有限公司在西南地区的一所集医疗、教学、科研、预防保健为一体的三级甲等综合性非营利性医院。

　　医院传承有100余年办医历史、百年建院文化，底蕴深厚。在1911年，清末状元、著名的实业家张謇创建了通州医院，即苏州医学院。1959年，苏州医学院建立了苏州医学院附二院。1969年，根据国防三线建设的要求，苏州医学院附二院整体内迁到四川内江，易名为西南四一六医院。1989年为了能更好地发挥核工业西南地区中心医院的作用，按照国防三线调整的统一部署，搬迁至成都，改名为核工业四一六医院。2015年12月中核控股与成都医学院签订协议，正式共建核工业四一六医院为成都医学院直属第二附属医院，正式更名为成都医学院附属第二医院·核工业四一六医院。

医院近几年医、教、研方面得到全面发展，现为国家核应急医疗救援分队，国家核应急医学救援培训基地（拟授牌），省、市、区、成铁医保定点医院，军工单位安全生产标准化二级单位，成华区、金牛区、武侯区艾滋病定点救治医疗机构，成华区病历、护理、影像及康复医学质控中心挂靠单位，成都医学院、遵义医科大学、成都大学医护学院、成都中医药大学等医学院校的教学基地，并且与成都市各区县各层级医疗机构、社区卫生服务中心、品牌诊所逐步形成了多元合作、分级诊疗、双向转诊的医联体模式及区域医疗中心定位。

医院目前开放床位1 088张，现有职工1 500余人，卫生技术人员1 300余人，卫生系列高级职称人员200余人；拥有博士、硕士研究生210余人。共有7名专家享受国务院政府特殊津贴，有33名硕士生导师、23名特聘教授；四川省人社厅学术和技术带头人及后备人选3人，四川省卫健委学科带头人2人，四川省、成都市卫健委学术技术带头人后备人选14人；中国宝原投资有限公司科技带头人4人。拥有3个省级医学重点专科、3个市级医学重点学科、11个市级医学重点专科及若干临床重点专科、GCP基地；近几年的科技创新工作取得突破性进展，现有国家自然科学基金6项，中核集团"青年英才"科研项目7项，四川省科技厅科研项目20余项，还有其他各类科研项目共计200余项。

第三部分

第四部分

质控及培训 ··· 63

第一部分

组织架构及职责

一 静脉血栓栓塞症（VTE）防治管理委员会

（一）委员会组织架构

主任委员
医院党委书记和 / 或院长

副主任委员
业务副院长

常务委员
（一般为呼吸科或血管外科主任）

管理办公室
（医务部 / 医务科 / 医疗质量管理科）

专设下属部门：静脉血栓栓塞症（VTE）防治委员会管理办公室。

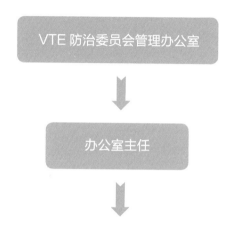

VTE 防治委员会管理办公室

办公室主任

办公室成员
（可由临床科室 VTE 管理员、相关职能部门人员组成）

（二）具体职责

1. 委员会职责

（1）负责参与制定本院院内 VTE 防治管理工作的规章制度及流程。

（2）定期对院内 VTE 防治管理工作的开展情况进行审查、总结并提出整改意见，确保 VTE 防治管理工作能持续改进。

（3）研究并确立本院 VTE 防治的工作计划；定期考

核院内 VTE 防治工作计划的实施情况，依据考核结果提出整改建议。

（4）确定本院 VTE 防治工作中的重点部门、重点环节、重点流程及采取的预防措施，明确各相关部门及人员在防治工作中的责任。

（5）组织开展本院 VTE 防治有关方面的科研工作。

（6）负责院内其他有关 VTE 防治管理的重要事宜。

2. 专家组职责

（1）负责制定和修订院内 VTE 预警和出血风险评估标准、院内 VTE 防治方案等，帮助临床医师落实院内 VTE 防治方案。

（2）指导并促进各临床学科根据各自学科特点进行 VTE 相关的临床 / 护理研究工作的开展。

（3）制定静脉血栓栓塞症多学科会诊制度，并负责全院 VTE 相关的疑难危重症患者的多学科会诊工作。

3. 质量控制组职责

（1）把控全院 VTE 项目的防治质量及效果，对下级分管部门的防治计划进行查漏补缺。

（2）定期统计致死性肺血栓栓塞症发病率、医院相关性 VTE 发生率等终末指标，并对本院 VTE 发生率进行统计及分析，反馈于专家组，协助专家组改进本院 VTE 防治工作相关具体措施。

（3）定期组织开展对科级 VTE 防治小组工作的监督及检查。

4.VTE 防治委员会管理办公室职责

（1）加强本院全体医护人员 VTE 防治观念，参与制定本院 VTE 筛查流程，规范 VTE 预防及治疗手段，进一步提高本院 VTE 防治水平，降低 VTE 发生率、致残率和致死率。

（2）协助专家组定期开展 VTE 防治相关的学术活动，提升本院医护人员在 VTE 防治领域的学术水平。

（3）协调统筹院内 VTE 相关的疑难危重症患者多学科会诊流程，确保多学科会诊工作有序开展。

（4）协助质量控制组定期检查本院对 VTE 防治工作的组织、落实情况。

（5）积极推进多学科的合作，提升 VTE 防治工作医疗质量。

（6）负责本院其他 VTE 防治管理的相关工作。

二 科室静脉血栓栓塞症（VTE）防治小组

科室 VTE 防治小组组织架构

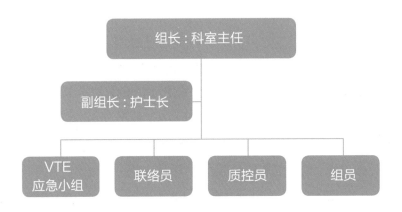

1.组长 / 副组长

组长作为第一责任人，一般由科室主任担任，全面负责本科室内的各项 VTE 防治管理工作，依据本科室实际情况，制定适用于本科室的院内 VTE 防治管理制度、科室 VTE 应急预案等，并定期总结分析科室 VTE 防治管理工作情况，持续提出改进意见。护士长作为副组长，全力协助组长（科室主任）做好相关事宜。

2.VTE 应急小组

高危科室需成立专项小组，面对紧急情况时，根据院内应急预案，迅速作出反应。

3. 联络员

负责对本科室医护人员进行医院 VTE 防治知识培训，且每月对本科室人员落实 VTE 防治工作情况进行抽查。

4. 质控员

对科室的 VTE 病历及 VTE 防治环节进行检查，本科室若发生医院相关性 VTE，需于 24 h 内填写上报表并报送科室 VTE 防治小组、临床专家技术团队。防治小组和临床专家技术团队组织分析，监督指导本科室合理地采取防治措施。

5. 组员

包含科室内的所有医护人员，其必须严格遵守科室 VTE 防治管理制度，正确对科室患者进行 VTE 风险评估，正确选择和执行 VTE 预防措施，并参加相关培训、考核。

第二部分

院内静脉血栓栓塞症的防控

一 VTE 防控的基本原则

VTE 是包括深静脉血栓形成（DVT）、肺血栓栓塞症（PTE）的一组血管疾病，引起 PTE 的栓子主要来源于下肢的 DVT，PTE 是 DVT 的并发症，故 PTE 与 DVT 具有相同的易患因素，是 VTE 不同部位不同阶段的两种表现形式。其发病率随年龄增长而增加，高风险人群包括近期或目前住院、长期在护理机构居住以及正在接受外科手术的人群。本手册主要依据全国肺栓塞和深静脉血栓形成防治能力建设项目发布的《医院内静脉血栓栓塞症防治质量评价与管理建议（2022版）》、中华医学会发布的《深静脉血栓形成的诊断和治疗指南（第三版）》及《肺血栓栓塞症诊治与预防指南》（2018），同时结合 2020 年美国血液病学会（ASH）发布的《静脉血栓栓塞治疗指南：深静脉血栓和肺栓塞的治疗》等指南，对医院 VTE 的防控作出指导建议。

本手册主要适用于年龄 ≥ 13 岁的住院患者，特别是入住 VTE 高风险科室的患者（如骨科、重症医学科、神经科、妇科、产科、肿瘤科）以及其他手术科室的患者。

（1）VTE 形成机制十分复杂，绝大多数患者无明显临床症状，且具有高发病率、高病死率、高漏诊率、高误诊率的特点。VTE 是住院患者非预期死亡和围手术期死亡的重要原因。因此在临床诊治过程中，应对患者进行 VTE 风险评估。对需采取预防性措施的患者必须进行个体化评估，权衡利弊，制定最佳预防性治疗方案。

（2）若遇患者有抗凝禁忌或器械使用禁忌等特殊情况，请及时邀请专家组医师会诊。

（3）采取预防性治疗后，患者仍有发生 VTE 的可能，一旦发生，请依据 VTE 的治疗流程，进行相应处理。

（4）预防性使用抗凝药物后可能会出现出血等并发症，故用药前需告知患者或其家属并使其签署《静脉血栓栓塞症预防性抗凝治疗知情同意书》；一旦出现并发症，应采取相应处置措施。

如上所述，制定本手册主要是为各临床科室开展 VTE 防控工作提供参考，建议各临床科室在参考本手册的基础上，依据各自专业特点制定本科室相应的具体防治措施。若本专业已有相关指南或专家共识，请以本专业指南或专家共识为主要临床参考依据。

二 VTE 多学科会诊制度

VTE 常与其他疾病并发，在住院患者中较为常见，是医院内非预期死亡的重要原因之一，已经成为医院管理者和临床医务人员面临的严峻问题。VTE 因发病隐匿、临床症状不典型，容易被临床医生忽视。为有效降低 VTE 的风险，对 VTE 做到早期识别、早期诊断和规范治疗，医院需制定院内 VTE 多学科会诊制度，并通过多学科协作的工作模式深入开展院内 VTE 防治工作，建立常态防治机制，以促进医院 VTE 防治工作的发展。

（一）会诊科室及人员组成

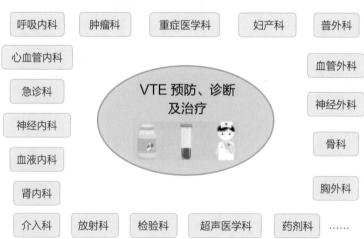

（二）工作职责

（1）参与院内 VTE 预防与处置，并对 VTE 预防与管理方案的实施进行督导。

（2）负责院内急危重症及疑难病例的日常会诊讨论工作，对 VTE 做到及时规范治疗。

（3）动态监控医院相关性 VTE 的发生及多发科室，帮助相应科室寻找潜在的危险因素并制定对策。

> 同时参照医院内多学科会诊管理制度，保障 VTE 会诊质量。

三 院内 VTE 预警和出血风险评估标准

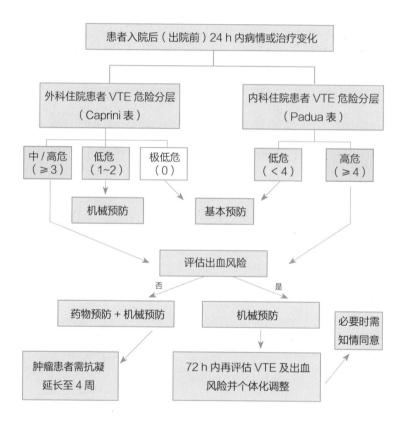

患者入院后（出院前）24 h 内病情或治疗变化

外科住院患者 VTE 危险分层（Caprini 表）

内科住院患者 VTE 危险分层（Padua 表）

中/高危（≥3）　低危（1~2）　极低危（0）

低危（<4）　高危（≥4）

机械预防

基本预防

评估出血风险

否　　　是

药物预防 + 机械预防

机械预防

必要时需知情同意

肿瘤患者需抗凝延长至 4 周

72 h 内再评估 VTE 及出血风险并个体化调整

特别说明

1.VTE 危险分层评估表见第二部分"七（一）"；出血风险评估表见第二部分"七（二）"。

2. 关于妊娠期和产褥期患者的 VTE 风险评估，可参考中华医学会妇产科学分会产科学组发布的《妊娠期及产褥期静脉血栓栓塞症预防和诊治专家共识》。

3. 对肿瘤患者主要使用 Caprini 和 Khorana 评估量表［均见于第二部分"七（一）"］进行 VTE 危险分层评估：Caprini 评估量表倾向适用于需外科手术治疗的肿瘤患者，Khorana 评估量表倾向适用于进行放化疗的内科和门诊肿瘤患者，可视情况选择。

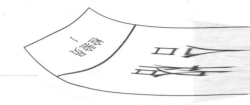

四 院内 VTE 预防措施介绍

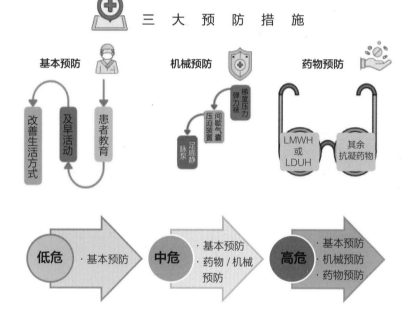

（一）基本预防措施

（1）手术操作尽量轻巧，避免静脉内膜损伤。

（2）规范下肢止血带的应用。

（3）术中及术后注意提醒患者补液、饮水，避免脱水。

（4）术后抬高患肢，防止深静脉回流障碍：抬高下肢

20°～30°（略高于心脏水平），禁止腘窝及小腿下单独垫枕。

（5）早活动，尽早下床：积极的活动可以减少 VTE 的发生，鼓励患者及早进行主动与被动活动，早进行功能锻炼，做深呼吸及咳嗽动作等。

（6）常规进行静脉血栓知识宣教，建议患者调整生活方式，如戒烟、戒酒、控制血糖以及血脂。

（二）机械预防措施

常规机械方法预防 VTE 发生的基本原理为：促使静脉血流加速，减少下肢静脉血液瘀滞，包括以下 3 种方式：

（1）梯度压力弹力袜（GCS）。

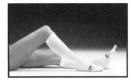 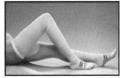 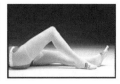

| 膝长型 | 大腿长型 | 连腰大腿长型 |

（2）间歇气囊压迫装置（IPC）。

（3）足底静脉泵（VFP）。

目前市面上大多数空气波治疗仪可同时兼具（2）（3）这两个装置的功能，区别在于穿戴气囊部位不同，患者可根据具体情况，穿戴使用相应部位的气囊进行机械预防。

机械性预防措施可减少部分患者发生 DVT 的危险，但疗效不如抗凝药物，机械性预防措施最大的优势在于没有

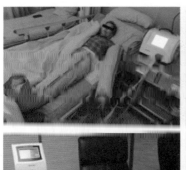
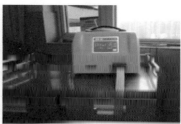
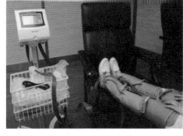
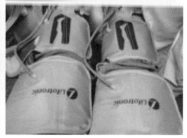

出血并发症。对具有 VTE 中、高风险伴有高出血风险的患者，推荐持续使用机械预防措施，直到患者可以正常活动或出院。术中若需预防血栓发生，应选择机械预防措施。如果对因手术或其他原因持续卧床的患者，使用间歇充气加压装置进行机械预防，应注意适应证的发生，并建议每天使用时间 ≥ 18 h。

目前，没有一种机械方法被证实能减少死亡或降低 PTE 的发病危险。这些设备应尽可能运用于双腿，且一直持续到可以开始使用药物预防为止。单独使用机械性预防措施仅适用于合并凝血异常疾病、有高危出血风险的患者；因极高危患者单独使用机械预防措施疗效差，推荐与有效的抗凝治疗联合应用。

注意：下列情况不推荐使用机械性预防措施。

A. 有充血性心力衰竭、肺水肿；

B. 下肢局部情况异常，如有皮炎、感染、坏疽，近期接受过皮肤移植手术等；

C. 新发 DVT 或有血栓性静脉炎；

D. 下肢血管严重动脉硬化或有其他缺血性血管病、下肢严重畸形等；

E. 下肢严重水肿慎用，应查明病因后权衡利弊应用。

（三）药物预防措施

在临床上，对具有 VTE 中、高危险因素的住院病人实施药物预防前必须仔细权衡血栓与出血风险，并要进行动态评估，及时调整预防策略。对于无出血风险的多数 VTE 高风险的手术患者，建议药物和 / 或机械预防至术后 7~14 d；对于合并恶性肿瘤的外科手术和骨科大手术患者，建议预防至术后 28~35 d。而无出血风险的多数 VTE 高风险的非手术患者，建议药物和 / 或机械预防 7~14 d。

目前，临床上应用的抗凝药物依据其作用机制的不同，主要分为五大类：

（1）凝血酶间接抑制剂，主要包括普通肝素（LDUH）和低分子量肝素（LMWH）；

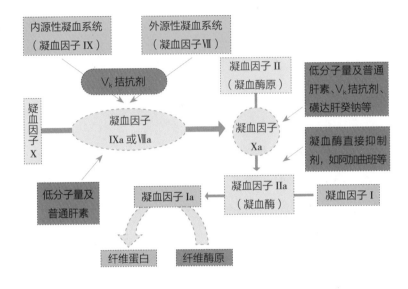

（2）凝血酶直接抑制剂，如阿加曲班、达比加群酯等；

（3）维生素 K 拮抗剂，主要为香豆素类，代表药物是华法林；

（4）凝血因子 Xa 直接抑制剂，如大部分新型口服抗凝药物（DOACs）——利伐沙班、阿哌沙班、艾多沙班等；

（5）凝血因子 Xa 间接抑制剂，常用药物为磺达肝癸钠。

1. 凝血酶间接抑制剂

临床上较常用的凝血酶间接抑制剂为 LDUH 及 LMWH。目前认为 LDUH 与 LMWH 两者作为预防性抗凝药物在 VTE 及症状性 DVT 发病率、明显出血风险或 ICU 死亡率方面无明显差异。

（1）LDUH 及 LMWH 的区别。

LDUH 较 LMWH 的主要优点是它在体内的药物清除率并不依赖肾功能，而大多数危重症患者肾功能有不同程度的受损，故此类患者使用 LMWH 会受到限制。

LMWH 较 LDUH 的优势在于更能减少出血事件及肝素诱导性血小板减少症（HIT）的发生风险，可减少症状性或无症状肺血栓栓塞病的发生率，并且其生物利用度更好，蛋白结合率更低，不良反应更少，一般情况下无须监测活化部分凝血活酶时间（APTT）、全血激活凝血时间（ACT）等凝血指标，因此目前属于院内的一线用药。

（2）推荐用法用量。

LDUH：根据患者的危险级别不同，推荐两种剂量。中危剂量：5 000 U ih q12 h；高危剂量：5 000 U ih q8 h。

LMWH：因为低分子量肝素制备时采用不同的解聚方法，所以在某种程度上它们的药代动力学、抗凝特征、推荐的治疗方案是不同的。每种 LMWH 都应被视为一种独立的药物。不同制剂的使用需以各自产品说明书中的推荐为准。

不同低分子量肝素（LMWH）的区别

低分子量肝素	平均分子质量 /u	抗 Xa/ IIa 活性比
依诺肝素	4 500	3.6
达肝素	6 000	2.5
那屈肝素	4 300	3.2
亭扎肝素	6 500	1.5

常见低分子量肝素抗凝预防的剂量推荐

药物	中危剂量	高危剂量	用法
依诺肝素	20 mg	40 mg	每天一次，皮下注射
那屈肝素钙	2 850 IU（0.3 mL）	38 IU/kg	每天一次，皮下注射
达肝素钠	2 500 U	5 000 U	每天一次，皮下注射

住院患者给药时间

给药时间	外科患者 VTE 预防	内科患者 VTE 预防
起始给药时间	对多数手术患者，推荐术后 12~24 h 第一次皮下注射；当患者有高度血栓形成倾向时，需考虑术前；12 h 给药一次，术后 12 h 开始规律应用	入院评估后，符合高危即可开始抗凝
持续给药时间	外科手术患者预防一般应持续 7~10 d；对骨科大手术，推荐 4~5 周	7~14 d，或直到危险因素去除

2. 凝血酶直接抑制剂

凝血酶直接抑制剂不依赖于辅助因子抗凝血酶Ⅲ，故起效更快，利于纠正机体血液异常状态。目前，已经批准上市的药物包括阿加曲班、达比加群酯等。

阿加曲班静脉用药，分子质量小，能进入血栓内部，对血栓中凝血酶抑制能力强于肝素，常见于 DVT 的治疗中，主要适用于 DVT 急性期、HIT 及存在 HIT 风险的患者，具体用药剂量请参考相应指南。

达比加群酯为新型口服抗凝药物之一，详见后第 4 条。

3. 维生素 K 拮抗剂（VKAs）

临床上常见药物为华法林，是长期治疗的口服药物，效果评估需监测凝血功能的国际标准化比值（INR），治疗初始常与低分子量肝素联合使用，建议剂量为 2.5~6.0 mg/d，2~3 d 后开始测定 INR，当 INR 稳定在 2.0~3.0 并持续 24 h 后停用低分子量肝素，继续使用华法林治疗。由于治疗剂量范围窄，个体差异大，药效易受多种食物和药物影响，不常规作为临床一线预防用药。

4. 新型口服抗凝药物（NOACs）

目前大多数为凝血因子 Xa 直接抑制剂，包括利伐沙班、阿哌沙班、艾多沙班等，少数为凝血酶抑制剂，如达比加群酯。新型口服抗凝药物优点为抗凝效果稳定、起效迅速、治疗窗宽，剂量固定，不需常规的血液学监测。当发生低剂量普通肝素诱发的血小板减少症时可作为替代药物。

目前国内批准的适应证：

（1）利伐沙班：2015 年原国家食品药品监督管理总局（CFDA）批准可用于伴 1 个或多个危险因素的非瓣膜性房颤（NVAF）成人患者，以降低卒中和全身血栓栓塞发生的风险，以及降低急性 DVT 后复发及 PTE 的发生风险。2017 年 CFDA 批准可用于治疗 PTE。

（2）阿哌沙班：2013 年 CFDA 批准可用于择期髋关节或膝关节置换术成人患者 VTE 的预防。

（3）达比加群酯：2013 年 CFDA 批准可用于存在以下 1个或多个危险因素的 NVAF 成人患者卒中及全身血栓栓塞的预防：

a. 既往有卒中、短暂性脑缺血发作或全身血栓栓塞病史；

b. 左心室射血分数＜ 40%；

c. 有症状的心力衰竭，心功能分级 ≥ 2 级；

d. 年龄 ≥ 75 岁；

e. 年龄 ≥ 65 岁且伴有糖尿病、冠心病或高血压中的 1 种及以上。

2017 年 CFDA 批准达比加群酯用于治疗急性 DVT、PTE及预防相关死亡，预防复发性 DVT、PTE 及相关死亡。

适应证	药物	标准剂量	情形 / 减少剂量
DVT/PTE 复发及相关死亡	利伐沙班	10 mg qd	高危复发者，变更为 20 mg qd
	阿哌沙班	2.5 mg bid	
	达比加群酯	150 mg bid	年龄＞ 80 岁，联用维拉帕米，变更为 110 mg bid
骨科大手术后 VTE 预防	利伐沙班	10 mg qd	
	阿哌沙班	2.5 mg bid	
	达比加群酯	220 mg qd/ 150 mg bid	肌酐清除率 30~50 mL/min，联用维拉帕米、胺碘酮、奎尼丁。年龄＞ 75 岁，变更为 150 mg qd

5. 凝血因子 Xa 间接抑制剂

临床上最常见药物为磺达肝癸钠。

适应证：用于髋关节置换术（THR）、全膝关节置换术（TKR）、髋部骨折手术（HFS）的围手术期预防。术后需要留置硬膜外导管注射止痛剂的患者，应用磺达肝癸钠的安全性尚未得到证实。建议连续硬膜外止痛时不使用磺达肝癸钠。

剂量：2.5 mg ih qd，并建议治疗 6~14 d。

6. 抗血小板药物

抗血小板药物如阿司匹林，目前不建议作为 VTE 的常规预防用药，若有上述抗凝药物禁忌证时，可考虑。

（四）其他

院内 VTE 预防，除三大预防措施外，还可采用下腔静脉滤器。

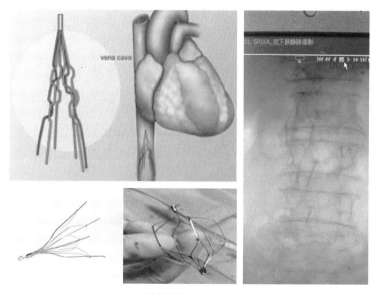

下腔静脉滤器（IVCF）

IVCF 可以预防和减少 PTE 的发生。滤器长期植入可导致下腔静脉阻塞和较高的深静脉血栓复发率等，为减少这些问题，建议首选可回收或临时滤器，待发生 PTE 的风险没有了再取出滤器。

一般不推荐常规应用下腔静脉滤器；仅对抗凝治疗有禁忌或有并发症，或在充分抗凝治疗的情况下仍发生 PTE 者，建议植入下腔静脉滤器。

有以下情况时，可考虑植入下腔静脉滤器：

（1）髂、股静脉或下腔静脉内有漂浮血栓；

（2）急性 DVT 患者，拟行 CDT、PMT 或手术取栓等血栓清除术者；

（3）具有急性 DVT、PTE 高危因素的行腹部、盆腔或下肢手术的患者。

IVCF 具有严格的临床应用指征，术前应请专科专家会诊。

五 院内 DVT 的诊治建议

（一）DVT 的诊断

DVT 的诊断流程图

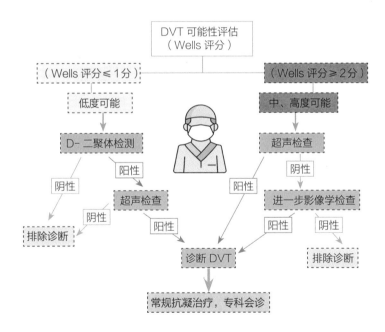

特别说明

1.Wells 评分表见第二部分 "七（三）"；若双侧下肢均有症状，以症状严重的一侧为准。

2. 对于初步超声检查阴性但临床仍不能排除 DVT 者，应动态复查超声或进行其他影像学检查。

近期有手术、严重外伤、骨折或肢体制动、长期卧床、肿瘤等病史，出现下肢肿胀、疼痛、小腿后方和 / 或大腿内侧有压痛时，提示下肢 DVT 的可能性大。

警惕！若患者无明显血栓发生的诱因，仅表现为下肢肿胀或症状不典型时，易出现漏诊、误诊。

综上，对于下肢 DVT 的诊断，无论临床表现典型与否，均需进一步的实验室检查和影像学检查，明确诊断，以免漏诊和误诊。

辅助检查

1. 血浆 D- 二聚体测定

D- 二聚体检查敏感性较高、特异性差，可用于急性 VTE 的筛查、特殊情况下 DVT 的诊断、疗效评估和 VTE 复发的危险程度评估。

2.彩色多普勒超声检查

该项检查敏感性、准确性均较高，临床应用广泛，为DVT 诊断的首选方法，适用于筛查和监测。在检查前，可按照 DVT 诊断的临床特征评分，将患有 DVT 的临床可能性分为高、中、低度三级。若连续两次超声检查均为阴性，低度可能的患者可以排除诊断，而高、中度可能的患者，则建议其进一步作血管造影等影像学检查。

3.CT 静脉成像（CTV）

主要用于下肢主干静脉或下腔静脉血栓的诊断，准确性高，与 CT 肺动脉造影检查联合应用，可提高 VTE 的确诊率。

4.磁共振静脉成像（MRV）

能准确显示髂、股、腘静脉血栓，但不能很好地显示小腿静脉血栓。特别适用于孕妇，且无须使用造影剂。

5.静脉造影

准确率高，可有效判断有无血栓、血栓部位、范围、形成时间和侧支循环情况，目前为诊断下肢 DVT 的"金标准"。但具有有创、造影剂过敏、肾毒性以及造影剂本身对血管壁能造成损伤等缺点，因此需考虑患者情况，谨慎应用。

> **禁忌：** 对有固定金属植入物如心脏起搏器者，不可实施此项检查。

（二）DVT 的治疗建议

DVT 的治疗流程图

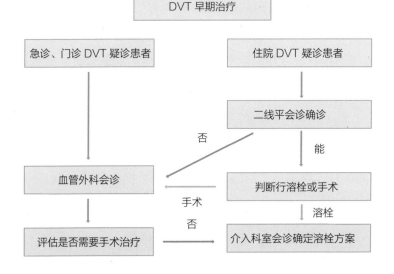

> DVT 慢性期治疗的患者转入血液内科进行长期抗凝治疗等；
>
> 院内 VTE 防治专家组提供 24 h 咨询；
>
> 疑难危重症患者启动多学科会诊。

本手册主要针对 DVT 的早期及慢性期治疗提出大致建议，具体治疗方案，请各科室在参考本手册的基础上结合本科的最新治疗指南及专家共识进行制订。

1.DVT 早期治疗

DVT 早期包括急性期（发病后 7 d 内）以及亚急性期（发病第 8 天至第 30 天）。

（1）抗凝治疗。

为 DVT 的基本治疗，可有效抑制血栓蔓延，利于血栓自溶和管腔再通，降低 PTE 发生率和致死率。但是，单纯抗凝不能有效消除血栓、降低 PTS（深静脉血栓形成后综合征）发生率，因此可与其他治疗方法联合使用。临床上常用普通肝素、低分子量肝素、维生素 K 拮抗剂和新型口服抗凝剂。

普通肝素

用量方法：剂量个体差异较大，使用时必须监测其凝血功能，一般静脉持续给药。起始剂量为 80~100 U/kg 静脉注射，之后以 10~20 U/（kg·h）的速度静脉泵入，以后每 4~6 h 根据活化部分凝血活酶时间（APTT）再作调整，使其 APTT 延长至正常对照值的 1.5~2.5 倍。

注意事项：普通肝素可引起 HIT，常发生于应用肝素 5 d 后，故在使用的第 3~10 天复查血小板计数，如血小板计数结果较应用前下降 30%~50% 或更多，或应用肝素 5 d 后血小板计数结果进行性降至（8~10）×10^9/L 以下，应高度怀疑，此时可行相关抗体的实验室检测进行确诊，HIT 诊断一旦成立，应立即停用，改为非肝素抗凝剂（如阿加曲班、利伐沙班等）治疗。

低分子量肝素（如那屈肝素等）

出血不良反应少，HIT 发生率低于普通肝素，使用时大多数患者无需监测。

用法用量：详见前文。

注意事项：肾功能不全者慎用。

维生素 K 拮抗剂（如华法林）

用法用量：详见前文。

注意事项：华法林对胎儿有害，孕妇慎用。

利伐沙班

用法用量：详见前文。

注意事项：重度肾功能不全者慎用。

阿加曲班注射液

用法用量：参考相应指南。

注意事项：密切关注患者情况，注意出现的不良反应，如休克、脑出血梗死样症状等。与抑制血小板凝聚的药物（阿司匹林、奥扎格雷钠等）、溶栓剂（重组组织型纤溶酶原激活剂、尿激酶等）和具有分解血纤维蛋白原作用的酶制剂（巴曲酶等）合用，有加剧出血倾向的危险，应注意减量。与华法林同时使用会导致凝血酶原作用时间延长。与肝素合用时，应注意使用肝素与使用阿加曲班的间隔时间足够长。

（2）溶栓治疗。

适用于有急性近端（髂、股、腘静脉）DVT，全身状况好，预期生命大于 1 年，有低出血并发症危险的患者。包括系统溶栓和导管接触性溶栓（CDT）。系统溶栓是经外周静脉全身应用型药物溶栓。CDT 是将溶栓导管置入静脉血栓内，溶栓药物直接作用于血栓，故能显著提高血栓的溶解率，降低 PTS 的发生率，治疗时间短，并发症少，为临床首选的溶栓方法。

禁忌证：

（1）溶栓药物过敏；

（2）近期（2~4 周内）有活动性出血，包括严重的颅内、胃肠、泌尿道出血；

（3）近期接受过大手术、活检、心肺复苏、不能实施压迫的穿刺；

（4）近期有严重的外伤；

（5）有难以控制的严重高血压［血压高于 160/110 mmHg（1 mmHg=0.133 kPa）］；

（6）肝肾功能严重不全；

（7）有细菌性心内膜炎；

（8）有出血性或缺血性脑卒中病史；

（9）有动脉瘤、主动脉夹层、动静脉畸形；

（10）属于年龄 >75 岁或妊娠者（慎用）。

附 常见溶栓药物

尿激酶最常用；重组链激酶溶栓效果较好，但过敏反应多且出血发生率高；重组组织型纤溶酶原激活剂溶栓效果好，出血发生率低，可重复使用；新型溶栓药物包括瑞替普酶（rPA）、替奈普酶（TNK-tPA）等，溶栓效果好、单次给药有效，使用方便，不需调整剂量，且半衰期长。

降纤药物，如巴曲酶，可通过降低血中纤维蛋白原的水平，抑制血栓的形成，治疗 DVT。

尿激酶：对急性期的治疗具有起效快、效果好、过敏反应少的特点。常见的不良反应是出血。

用法用量：至今无统一标准，可依据各科室治疗指南进行调整。一般首剂 4 000 U/kg，30 min 内静脉注射，继以 60 万 ~120 万 U/d 的剂量注射，维持 72~96 h，必要时延长至 5~7 d。

（3）手术取栓。

常用 Fogarty 导管经股静脉取出髂静脉血栓；用挤压驱栓或顺行取栓清除股腘静脉血栓。

（4）经皮机械性血栓清除术（PMT）。

目前证据表明 PMT 安全、有效，与 CDT 联合使用能够减少溶栓药物剂量、缩短住院时间。

> **推荐**
>
> A. 急性期中央型或混合型 DVT，全身情况好、预期生存期大于 1 年、出血风险较小的患者，可首选 CDT。若条件允许，可行 PMT 与 CDT 联合清除血栓。
>
> B. 出现股青肿时，应立即行手术取栓或 PMT、CDT 等治疗。
>
> C. 有 7 d 以内中央型或混合型病史的 DVT 患者，若全身情况良好，无重要脏器功能障碍，也可行手术取栓。

（5）下腔静脉滤器（详见前）。

（6）合并髂静脉狭窄或闭塞的处理。

若行 CDT 或手术取栓后，造影发现髂静脉狭窄大于 50%，建议首选球囊扩张、支架置入术，必要时可采用外科手术解除髂静脉阻塞，有利于减少血栓复发、提高中远期通畅率、减少 PTS 的发生。

非髂 - 下腔静脉交界处狭窄或闭塞时，支架的置入建议以病变部位为中心，近端不进入下腔静脉。对于髂 - 下腔静脉交界处的病变，控制支架进入下腔静脉的长度（1 cm 以内）。

（7）压力治疗。

血栓清除后，患肢可使用间歇加压充气治疗或弹力袜，以预防血栓复发。

2.DVT 慢性期治疗

DVT 患者需长期抗凝等治疗以防止血栓蔓延和 / 或血栓复发。

（1）抗凝治疗。

A. 抗凝治疗的时间：依据 DVT 发生的原因、部位、有无肿瘤等情况，所需抗凝时间不同。

a. 因手术或一过性非手术因素所引起的腿部近端或腿部孤立性远端的 DVT 或 PTE 患者，推荐抗凝治疗 3 个月。

b. 无诱因的腿部近端或腿部孤立性远端的 DVT 或 PTE 患者，推荐抗凝治疗至少 3 个月；3 个月后，应评估延长治疗的风险收益比，决定是否延长抗凝，D- 二聚体值可作为重要参考。

c. 无诱因的首次近端 DVT 或 PTE 患者，伴有低、中度出血风险，建议延长抗凝治疗；伴有高度出血风险者，推荐抗凝治疗 3 个月。

d. 复发的 VTE 患者，如伴有低、中度出血风险，推荐延长抗凝治疗；伴有高度出血风险，建议抗凝治疗 3 个月。

e. 有肿瘤的 VTE 患者，无高出血风险者，推荐延长抗凝治疗；有高出血风险者，建议延长抗凝治疗。

B. 抗凝治疗的强度及药物选择：目前临床上采用中等强度（INR 2.0~3.0）的抗凝治疗。

a. 不伴有肿瘤的下肢 DVT 或 PTE 患者。

药物：推荐新型口服抗凝药物（如利伐沙班等）或维生

素 K 拮抗剂。

时间：继发于手术或一过性危险因素的初发 DVT 患者，抗凝治疗 3 个月；无诱因的首次近端 DVT 或 PTE、复发的 VTE 患者抗凝 3 个月后，建议延长抗凝治疗。

b. 伴有肿瘤的下肢 DVT 或 PTE 患者。

药物：推荐低分子量肝素抗凝治疗。

时间：抗凝 3 个月后，建议延长抗凝治疗。

> 抗凝 3 个月以后，需延长抗凝治疗的下肢 DVT 或 PTE 患者，一般无须更换抗凝药物；
>
> 无诱因的近端 DVT 或 PTE 患者，决定停用或已停用抗凝治疗且没有阿司匹林禁忌时，建议使用阿司匹林预防 VTE 复发；
>
> 维生素 K 拮抗剂在整个治疗过程中应使 INR 维持在 2.0~3.0，需定期监测。

（2）其他治疗。

包括药物治疗和物理治疗：药物治疗可应用静脉活性药物（如七叶皂苷类、黄酮类等）以及类肝素抗栓药物（如舒洛地特）；物理治疗则可使用间歇气压治疗（又称循环驱动治疗）。DVT 慢性期患者，建议服用静脉活性药物，有条件者可使用肢体循环驱动治疗。

六 院内 PTE 的诊治建议

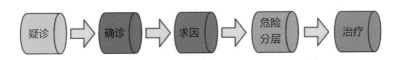

（一）PTE 的诊断

PTE 的诊断流程如下。

PTE 初始危险分层

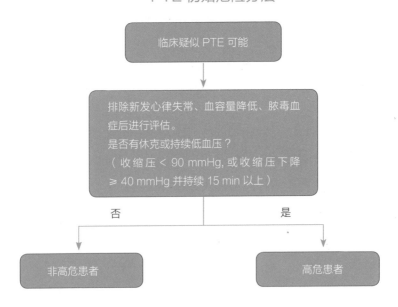

临床疑似 PTE 可能

排除新发心律失常、血容量降低、脓毒血症后进行评估。
是否有休克或持续低血压？
（收缩压 < 90 mmHg, 或收缩压下降 ≥ 40 mmHg 并持续 15 min 以上）

否　　　　　　　　　　是

非高危患者　　　　　　　高危患者

非高危患者确诊 PTE 流程

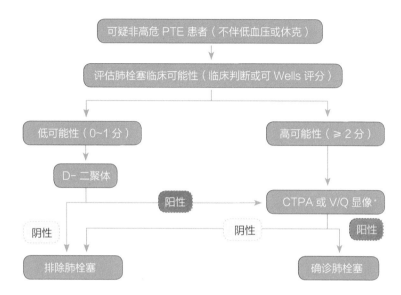

高危患者确诊 PTE 流程

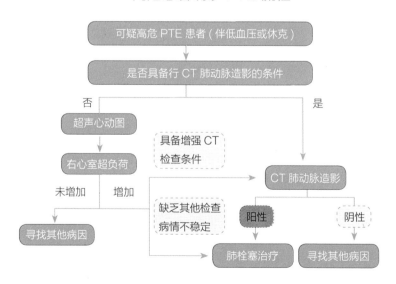

　　急性 PTE 的临床诊断多种多样，因这类疾病缺乏特异性，易发生漏诊或误诊，其症状严重程度差别也较大，在其诊断过程中，应注意是否存在 DVT，特别是下肢 DVT。医院可要求对可能发生 PTE 的门诊患者、住院患者先进行临床可能性评估［见七（一）手术 / 非手术患者 VTE 风险评估量表］，并同时结合辅助检查确诊；对已确诊患者进行危险分层后进行治疗。

PTE 严重程度指数评分（PESI 或 sPESI）

指标	原始版本（PESI）	简化版本（sPESI）
年龄	以年龄为分数	1 分（＞ 80 岁）
男性	+10 分	—
肿瘤	+30 分	1 分
慢性心力衰竭	+10 分	1 分
慢性肺部疾病	+10 分	
脉搏≥ 110 次 /min	+20 分	1 分
收缩压＜ 100 mmHg	+30 分	1 分
呼吸频率＞ 30 次 /min	+20 分	—
体温＜ 36℃	+20 分	—
精神状态改变	+60 分	—
动脉血氧饱和度＜ 90%	+20 分	1 分
合计评分	评估级别见下表 "PTE 严重程度分级"	

PTE 严重程度分级

PESI		sPESI	危险度
Ⅰ级	≤ 65 分	0 分	低危
Ⅱ级	66~85 分		
Ⅲ级	86~105 分	≥ 1 分	中危
Ⅳ级	106~125 分		
Ⅴ级	＞ 125 分		高危

辅助检查

1. 疑诊相关检查

（1）血浆 D- 二聚体测定。

若 D- 二聚体含量＜ 500 μg/L，可基本排除急性 PTE。

（2）动脉血气分析。

患者常表现为低氧血症、低碳酸血症、肺泡 - 动脉血氧分压差 $P(A-a)O_2$ 增大，应注意的是，部分患者可表现为正常。

（3）血浆肌钙蛋白。

血浆肌钙蛋白包括肌钙蛋白 I（cTNI）及肌钙蛋白 T（cTNT）。血浆肌钙蛋白浓度是评价心肌损伤的指标，急性 PTE 可并发心功能不全（RVD），并引起肌钙蛋白浓度升高，目前认为该项指标升高提示急性 PTE 患者预后不良。

（4）脑钠肽（BNP）和 N- 末端脑钠肽前体（NT-proBNP）。

BNP 和 NT-proBNP 指标升高可反映 RVD 及血流动力学紊乱严重程度，无明确心脏基础疾病患者如果发现 BNP 或 NT-proBNP 指标增高，需考虑 PTE 可能；同时两个指标也可用于评估急性 PTE 的预后。

（5）心电图。

大多数患者可表现出非特异性的心电图异常，多在发病后即刻开始出现，以后随病程的发展演变而呈动态变化。该项检查有助于预测急性 PTE 不良预后，与不良预后相关的表现包括：窦性心动过速、新发的心房颤动、新发的完全或不完全性右束支传导阻滞、S I Q Ⅲ T Ⅲ 征、V1~V4 导联 T 波倒置或 ST 段异常等。

（6）胸部 X 线片。

PTE 患者胸部 X 线片常有异常表现，由于该项辅助检查均缺乏特异性，故仅凭胸部 X 线片不能确诊或排除 PTE。

（7）超声心动图。

可为辅助 PTE 诊断和排除其他心血管疾患方面提供重要价值，同时也可作为危险分层的重要依据。超声心动图检查可床旁进行，在血流动力学不稳定的疑似 PTE 中具有诊断及排除诊断价值。如果超声心动图检查显示无右心室负荷过重或功能不全征象，应寻找其他导致血流动力学不稳定的原因。

2. 确诊相关检查

（1）CT 肺动脉造影（CTPA）。

可直观地显示肺动脉内血栓形态、部位及血管堵塞程度，诊断 PTE 的敏感性和特异性均较高，且无创、便捷，目前已成为确诊 PTE 的首选检查方法。同时可显示肺及肺外的其他胸部病变，具有重要的鉴别和诊断价值。

（2）核素 / 肺通气灌注（V/Q）显像。

V/Q 显像是 PTE 重要的诊断方法。若患者胸部 X 线片正常，可仅行肺灌注显像。V/Q 断层显像（SPECT）结合胸部低剂量 CT 平扫（SPECT-CT）可有效鉴别引起肺血流或通气受损的其他因素（如肺部炎症、肺部肿瘤、慢性阻塞性肺疾病等），避免单纯肺灌注显像造成的误诊。其结果可分为以下 3 类：

Ⅰ.高度可能：2 个或 2 个以上肺段通气 / 灌注不匹配。

Ⅱ.正常。

Ⅲ.非诊断性异常：非肺段性灌注缺损或小于 2 个肺段范围的通气 / 灌注不匹配。SPECT 发现 1 个或 1 个以上肺段 V/Q不匹配即为阳性；SPECT 检查很少出现非诊断性异常；如果 SPECT 阴性可基本排除肺栓塞。

优点及适用人群：由于其辐射剂量低，示踪剂使用少，较少引起过敏反应。因此，V/Q 显像可优先应用于临床可能性低的门诊患者，适用于妊娠、对造影剂过敏、严重肾功能不全等患者。

（3）磁共振肺动脉造影（MRPA）。

MRPA 可直接显示肺动脉内的栓子及 PTE 所致的低灌注区，从而确诊 PTE，但对肺段以下水平的 PTE 诊断价值有限。可适用于肾功能严重受损、对碘造影剂过敏或妊娠患者。

（4）肺动脉造影。

选择性肺动脉造影为 PTE 诊断的"金标准"。其可展现的直接征象：肺血管内造影剂充盈缺损，伴或不伴轨道征的血流阻断；间接征象：肺动脉造影剂流动缓慢，局部低灌注，静脉回流延迟等。若缺乏 PTE 的直接征象，则不能诊断 PTE。因为是一种有创性检查，且随着 CTPA 的发展和完善，现如今肺动脉造影已很少用于急性 PTE 的临床诊断。若需应用，医师应严格掌握适应证。

3. 求因相关检查

根据《肺血栓栓塞症诊治与预防指南》（2018）的建议，应对已确诊的 PTE 患者进行求因相关检查，包括抗凝蛋白、抗磷脂抗体综合征相关检测，易栓症相关基因检测等，以寻求病因。

（二）PTE 的治疗建议

PTE 的治疗策略

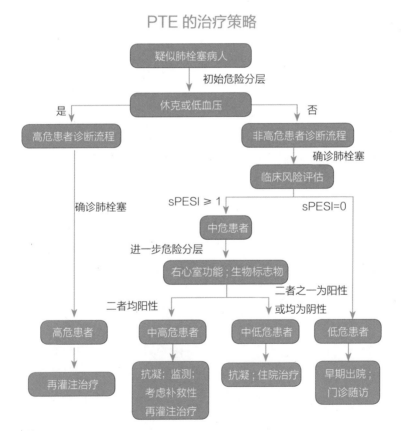

本手册主要是针对一般急性 PTE 的治疗提出建议，若遇特殊情况，请依据本科室最新相关指南及专家共识进行诊治。

1. 一般支持治疗

对临床上高度疑诊或确诊急性 PTE 的患者，应密切监测呼吸、心率、血压、心电图及血气的变化，并积极给予呼吸与循环支持；对急性 PTE 患者，若血流动力学稳定，在充分抗凝的基础上，建议尽早下床活动。

2. 抗凝治疗

具体见 DVT 患者抗凝治疗相关部分内容。

3. 溶栓治疗

溶栓治疗可迅速溶解部分或全部血栓，进而降低肺动脉压，改善右心室功能，减少严重 VTE 患者复发率和病死率。目前推荐溶栓的时间窗为 14 d 以内，但由于可能存在血栓的动态形成过程，故对溶栓的时间窗不作严格规定。

适应证：

（1）伴有休克或低血压（如收缩压＜ 90 mmHg）的急性 PTE 患者，出血风险不高；

（2）开始抗凝治疗后病情加重的急性 PTE 患者，未发生低血压且出血风险低。

用药推荐：常用溶栓药物包括尿激酶、链激酶和 rt-PA（重组组织型纤溶酶原激活剂）。目前急性 PTE 推荐使用方案为

rt-PA 50 mg、尿激酶 2 万 U/kg 或重组链激酶 150 万 U，2 h
持续静脉滴注。

特别说明

A. 无低血压的 PTE 患者，如症状严重或存在明
显的心肺功能障碍，应密切监测病情是否加重。

B. 对初始仅接受抗凝治疗的患者，如心肺功能恶
化（如症状、生命体征、组织灌注、气体交换、心脏
标志物等出现异常），但尚未发生低血压，风险获益
评估时倾向于进行溶栓治疗。

C. 急性高危 PTE，溶栓治疗前如需初始抗凝治疗，
推荐首选 LDUH。

D. 溶栓治疗结束后，需每 2~4 h 测定 1 次
APTT，当其水平高于正常值的 2 倍时，即应重新开
始规范的抗凝治疗。考虑到与溶栓相关的出血风险，
溶栓治疗结束后，可先应用 LDUH 抗凝，然后再换
用 LMWH、磺达肝癸钠或利伐沙班等，更为安全。

4. 介入治疗

该治疗主要包括：经导管碎解和抽吸血栓，或同时进行
局部小剂量溶栓。目前对有抗凝禁忌的急性 PTE 患者，可考
虑放置可回收下腔静脉滤器，通常在 2 周之内取出。（注意：
一般不考虑应用永久性下腔静脉滤器。）

适用于：急性高危 PTE 或伴临床恶化的中危 PTE，若有肺动脉主干或主要分支血栓，并存在高出血风险或溶栓禁忌，或经溶栓及积极的内科治疗无效，在具备介入专业技术和条件的情况下，可行经皮导管介入治疗。

> 目前已接受抗凝治疗的急性 DVT 或 PTE，不推荐放置下腔静脉滤器。

5. 手术治疗

肺动脉血栓切除术可作为全身溶栓的替代补救措施。对已进行积极内科治疗或介入治疗但无效的急性高危 PTE 患者，可于会诊后再确定是否实行该治疗方法。

七 住院患者评估工具

（一）住院患者 VTE 风险评估表

非手术患者 VTE 风险评估量表（Padua 评估量表）

科室：　　床号：　　姓名：　　性别：　　年龄：　　住院号：

危险因素	分数（Padua 预测评分）
□活动性恶性肿瘤 [a]	3
□有静脉血栓栓塞症病史	3
□制动，患者因身体原因或遵医嘱需卧床休息至少 3 d	3
□已有血栓形成倾向 [b]	3
□近期（≤ 1 个月）有创伤或外科手术	2
□年龄≥ 70 岁	1
□心脏和（或）呼吸衰竭	1
□急性心肌梗死和（或）缺血性脑卒中	1
□急性感染和（或）风湿性疾病	1
□肥胖（体质指数≥ 30 kg/㎡）	1
□正在进行激素治疗	1
a. 患者先前有局部或远端转移和 / 或 6 个月内接受过放疗化疗； b. 抗凝血酶缺陷症、蛋白 C（PC）或蛋白 S（PS）缺乏、凝血因子 Leiden（莱顿）V 因子突变、凝血酶原 G20210A 突变，抗磷脂抗体综合征	
危险因素总分：	

VTE 风险	Padua 评分	不采取预防措施 VTE 发生率
低度危险	0~3 分	0.30%
高度危险	≥ 4 分	11%

手术患者 VTE 风险评估量表（Caprini 评分表）

科室：　　床号：　　姓名：　　性别：　　年龄：　　住院号：

A . 每个危险因素 1 分	B . 每个危险因素 2 分
□年龄 41～60 岁	□年龄 61～74 岁
□小手术	□大型开放手术（＞45 min）
□体质指数＞25	□腹腔镜手术（＞45 min）
□下肢肿胀	□关节镜手术
□静脉曲张	□恶性肿瘤
□妊娠或产后	□卧床（＞72 h）
□有不明原因或者习惯性流产史	□石膏固定
□口服避孕药或激素替代疗法	□中心静脉通路
□感染中毒症（＜1 个月）	**C . 每个危险因素 3 分**
□严重肺病，包括肺炎（＜1 个月）	□年龄≥75 岁
□肺功能异常	□有 VTE 病史
□急性心肌梗死	□有 VTE 家族史
□充血性心力衰竭（＜1 个月）	□Leiden V 因子突变
□有炎性肠病史	□凝血酶原 G20210A 突变
□卧床患者	□狼疮抗凝物阳性
	□抗心磷脂抗体阳性
	□血清同型半胱氨酸升高
	□肝素诱导的血小板减少症
	□其他先天性或获得性血栓形成倾向
D . 每个危险因素 5 分	
□脑卒中（＜1 个月）	□择期关节置换术
□髋、骨盆或下肢骨折	□急性脊髓损伤（＜1 个月）
危险因素总分：	

续表

无出血风险的预防方案（Caprini 评分）		
危险因素总分	风险等级	预防措施
0 分	极低危	无
1~2 分	低危	尽早活动，机械预防*（ ）
3~4 分	中危	签订抗凝同意书，药物预防**或机械预防（ ）
≥5 分	高危	签订抗凝同意书，药物预防或联合机械预防（ ）
伴出血风险的中高风险 VTE 预防方案（Caprini 评分）		
机械预防，如出血风险降低，改用药物预防或联合机械预防		

* 间歇充气加压泵（即间歇气囊压迫装置）、梯度压力弹力袜、足底静脉泵。

** 低分子量肝素、普通肝素、磺达肝癸钠、利伐沙班、达比加群酯等。

Khorana 风险评估表

科室：　　床号：　　姓名：　　性别：　　年龄：　　住院号：

危险因素	评分
□极高危的原发癌症类型：胃癌、胰腺癌、脑癌	2
□高危的原发癌症类型：肺癌、淋巴瘤、妇科肿瘤、膀胱癌、睾丸癌、肾癌	1
□治疗前血小板计数 ≥ 350×10^9 个 /L	1
□血红蛋白水平 < 100 g/L 或者正在采用一种红细胞生长因子治疗	1
□治疗前白细胞计数 > 11×10^9 个 /L	1
□体质指数 ≥ 35	1
危险因素总分	

续表

VTE 风险等级	Khorana 评分	不采取预防措施 VTE 发生率
低风险	0	0.3%
中度风险	1 ~ 2	2.0%
高风险	≥ 3	6.7%

产科患者 VTE 风险评估量表

科室：　　床号：　　姓名：　　性别：　　年龄：　　住院号：

	危险因素	评分	入院	术后	出院
孕前危险因素	有 VTE 病史（与手术相关的除外）	4			
	有与手术相关的 VTE 病史	3			
	已知的高危易栓症：> 1 项易栓症实验室检查阳性，APS，抗凝血酶缺乏，蛋白质 C 缺乏，蛋白质 S 缺乏，Leiden V 因子纯合突变，凝血酶原纯合突变，Leiden V 因子及凝血酶原杂合突变	3			
	内科合并症：肿瘤、心力衰竭、SLE（活动期）、多发性关节炎或炎症性肠炎、肾病综合征、I 型糖尿病肾病、镰状细胞病等	3			
	有无明显诱因的 VTE 家族史，或一级亲属罹患与雌激素相关的 VTE	1			
	有已知的低危易栓症（无 VTE 病史）：Leiden V 因子杂合突变，凝血酶原杂合突变，抗磷脂抗体阳性	1			
	年龄 ≥ 35 岁	1			
	肥胖（体质指数：28.0~34.9，1分；≥ 35.0，2分）	1/2			

续表

危险因素		评分	入院	术后	出院
孕前危险因素	产次≥3次	1			
	有吸烟史	1			
	静脉曲张	1			
	孕前糖尿病	1			
产科危险因素	本次妊娠子痫前期（包括产前、产时和产后诊断）	1			
	接受ART-IVF（仅限产前）	1			
	多胎妊娠	1			
	实施急症剖宫产	2			
	择期剖宫产	1			
	阴道助产分娩	1			
	产程延长＞24 h	1			
	产后出血＞1 000 mL，或需要输血	1			
	早产	1			
	此次为胎死宫内	1			
	剖宫产子宫切除术	2			
孕期新发或一过性危险因素	妊娠期或产褥期手术（不包括剖宫产同时输卵管结扎或肌瘤剥除术等）	3			
	妊娠剧吐	3			
	OHSS（仅限于早孕期）	4			
	当前全身感染	1			
	制动、脱水	1			
合计					

（二）出血风险评估表

非手术患者出血危险因素评估表

科室：　　床号：　　姓名：　　性别：　　年龄：　　住院号：

评估时间：　　　　　评估人员签字：

具有以下 1 项即为出血高危	具有以下 3 项及以上为出血高危
□活动性消化道溃疡	□年龄 ≥ 85 岁
□入院之前，3 个月内有出血	□肝功能不全（INR>1.5）
□血小板计数＜ 50×10^9 个 /L	□严重肾功能不全
	（GFR<30 mL·min^{-1}·m^{-2}）
	□入住 ICU 或 CCU
	□中心静脉置管
	□风湿性疾病
	□现患恶性肿瘤
	□男性
是否为出血高危：	
注：INR，国际标准化比值；GFR，肾小球滤过率；ICU，重症监护室；CCU，心脏病监护室	

手术患者出血危险因素评估表

科室：　　床号：　　姓名：　　性别：　　年龄：　　住院号：

评估时间：　　　　　评估人员签字：

存在下列因素任何 1 项者，具有高出血风险，药物预防需慎重。

基础疾病相关	手术相关
□活动性出血	□腹部手术：术前贫血 / 复杂手术
□ 3 个月内有出血事件	（联合手术、分离难度高或超过 1
□严重肾功能或肝功能衰竭	个吻合术）

续表

基础疾病相关	手术相关
□血小板计数＜50×10⁹/L □未控制的高血压 □腰穿、硬膜外或椎管内麻醉术前 4 h 至术后 12 h □同时使用抗凝药、抗血小板治疗或溶栓药物 □凝血功能障碍 □活动性消化道溃疡 □已知、未治疗的出血疾病	□胰十二指肠切除术：败血症、胰漏、手术部位出血 □肝切除术：原发性肝癌、术前血红蛋白和血小板计数低 □心脏手术：体外循环时间较长 □胸部手术：全肺切除术或扩张切除术 □开颅手术、脊柱手术、脊柱外伤、游离皮瓣重建手术
是否为出血高危：	

（三）其他相关评分表

简化 Wells 评分表

科室：　　床号：　　姓名：　　性别：　　年龄：　　住院号：

简化 Wells 评分项	计分
□有 PTE 或 DVT 病史	1
□4 周内制动或手术	1
□活动性肿瘤	1
□心率≥100 次/min	1
□咯血	1
□DVT 症状或体征	1
□其他鉴别诊断的可能性低于 PTE	1
总分：	
临床可能性	分数
低度可能性	0~1

续表

简化 Wells 评分项	计分
高度可能性	≥ 2

修订版 Geneva 评分表

科室:　　床号:　　姓名:　　性别:　　年龄:　　住院号:

修订版 Geneva 评分项	计分
□ PTE 或 DVT 病史	1
□ 1 个月内手术或骨折	1
□活动性肿瘤	1
□心率 75 ~ 94 次 /min	1
□心率 ≥ 95 次 /min	2
□咯血	1
□单侧下肢疼痛	1
□下肢深静脉触痛及单侧下肢水肿	1
□年龄 > 65 岁	1
总分:	

临床可能性	分数
低度可能性	0 ~ 2
高度可能性	≥ 3

应急预案

一 深静脉血栓应急预案

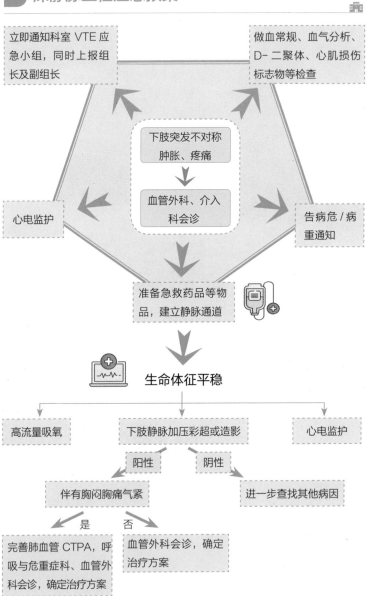

立即通知科室 VTE 应急小组，同时上报组长及副组长

做血常规、血气分析、D- 二聚体、心肌损伤标志物等检查

下肢突发不对称肿胀、疼痛

血管外科、介入科会诊

心电监护

告病危 / 病重通知

准备急救药品等物品，建立静脉通道

生命体征平稳

高流量吸氧

下肢静脉加压彩超或造影

心电监护

阳性

阴性

伴有胸闷胸痛气紧

进一步查找其他病因

是

否

完善肺血管 CTPA，呼吸与危重症科、血管外科会诊，确定治疗方案

血管外科会诊，确定治疗方案

二 肺栓塞应急预案

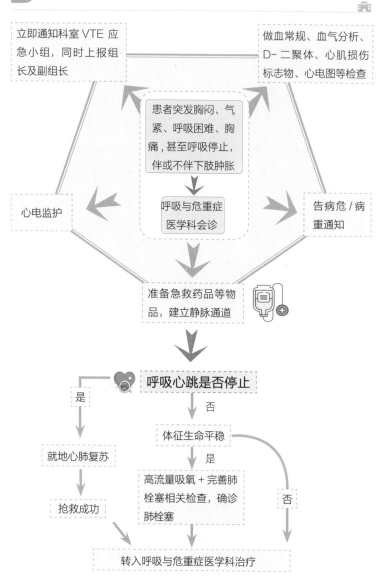

立即通知科室 VTE 应急小组，同时上报组长及副组长

做血常规、血气分析、D-二聚体、心肌损伤标志物、心电图等检查

患者突发胸闷、气紧、呼吸困难、胸痛，甚至呼吸停止，伴或不伴下肢肿胀

呼吸与危重症医学科会诊

心电监护

告病危/病重通知

准备急救药品等物品，建立静脉通道

呼吸心跳是否停止

是

就地心肺复苏

抢救成功

否

体征生命平稳

是

高流量吸氧+完善肺栓塞相关检查，确诊肺栓塞

否

转入呼吸与危重症医学科治疗

☰ VTE 绿色通道管理办法

（一）VTE 绿色通道管理具体方案

（1）医院组成多学科专家参与的医院内 VTE 绿色通道（TPS）改进团队，分析当前 VTE 治疗流程，找到各个延误环节，根据其重要程度、难易程度，列出见效快、短期内有助于解决问题的清单，制定综合有效的院内 VTE 预防与处置方案并推进实施。

（2）根据问题清单制定 TPS 改进后的静脉溶栓流程并施行。

（二）运用 PDCA 循环改进绿色通道质量

1. 计划阶段（plan）

（1）现状调查：收集急性 VTE 患者在急诊处理过程中所需的平均时间，分析与国际标准之间的差距。

（2）问题分析：找出导致 VTE 患者急诊处理时间长的主要原因，并进行论证确定原因。

（3）制订计划：按照指南标准，确定计划所需要达到的目标及患者比例，将所有急性高危 VTE 患者绿色通道救治数据与指南进行对比，得出每一个诊疗环节超出的时间，并讨论得出 PDCA（plan，do，check，action）改善重点，为修订流程做准备。

2. 执行阶段（do）

从建立管理组织团队、完善流程、医护培训、团队协作等方面执行计划。

3. 检查阶段（check）

VTE 绿色通道的持续改进管理工作小组，每月、每季度针对 VTE 绿色通道情况开展自查、评估、分析。同时，定期召开 VTE 绿色通道持续改进管理会议，评估绿色通道执行情况，探讨遗留问题，将其转入下一个 PDCA 循环持续进行整改。

4. 处理阶段（action）

对有效的措施进行巩固落实，继续执行实施阶段的相关对策，做好各部门的协调工作，继续落实医护培训，将遗留问题转入下一个 PDCA 循环继续进行整改。

（三）VTE 绿色通道多学科专家组

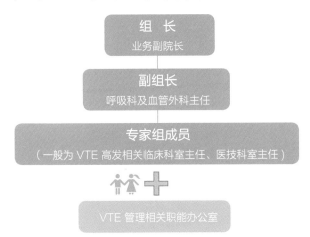

组　长
业务副院长

副组长
呼吸科及血管外科主任

专家组成员
（一般为 VTE 高发相关临床科室主任、医技科室主任）

VTE 管理相关职能办公室

第四部分

质控及培训

一 院内 VTE 防治管理质量控制三级架构图

```
        医院
       VTE 防治
      管理委员会

     二级质控分组

   科室 VTE 防治小组
```

质控项目	质控成员	质控频次
三级质控	医院 VTE 防治管理委员会	每季度对全院 VTE 防治工作督查一次
二级质控	内 / 外科医疗组、护理组	每月对重点科室 VTE 防治工作督查一次
一级质控	科室 VTE 防治小组	每周对本科室 VTE 防治工作检查一次
随机质控		每月一次院长行政查房，随时上报院内相关性 VTE 发生的情况

二 院内 VTE 防治管理质量控制三级架构

三级质控（医院 VTE 防治管理委员会）

由业务副院长、临床牵头科室主任，医疗质量管理科、医务科、护理部人员组成，总体监控医院 VTE 项目的预防质量和效果，对下级分管部门的预防计划进行查漏补缺。主要把控致死性肺栓塞发生率、医院相关性 VTE 发生率等终末指标。

二级质控

分为内科医疗组、外科医疗组和护理组，负责督导科室 VTE 防治质量工作，发现并纠正科室在 VTE 防治管理过程中出现的问题，主要把控等级风险评估正确率、出血风险评估正确率、预防措施实施正确率等过程指标。

一级质控

科室 VTE 防治小组，负责督导科室 VTE 防治工作的开展，及时发现并上报科室组员在 VTE 防治管理过程中出现的问题，主要把控本科室的等级风险评估率、出血风险评估率、预防措施实施率等过程指标。

以上三级质控发现的问题及整改效果评价将纳入科室的绩效考核体系。

三 院内 VTE 防治质量评价指标

院内三级质控把控医院 VTE 防治的质量，可主要根据 VTE 的防治质量评价指标来进行。目前 VTE 防治质量评价指标可分为三类：评估质量指标、预防质量指标和结局质量指标。

需要注意的是，患者住院期间的 VTE 风险和出血风险是不断变化的。手术、麻醉等有创操作会增加 VTE 风险和出血风险；急性病情缓解后，则可能 VTE 风险或出血风险降低。因此，需要在整个住院期间对患者进行动态评估及预防。评估的关键动态时点为：入院后 24 h 内、手术前 24 h 内、手术后 24 h 内、转科后 24 h 内、出院前 24 h 内。

特别说明

以下人群均不纳入统计：

（1）年龄 < 13 岁的儿科患者；（2）住院时间 ≤ 24 h 的患者；（3）正在接受抗凝治疗的患者（如：已确诊 VTE、房颤、急性心肌梗死、缺血性脑卒中，正在接受 CRRT、ECMO、血液透析以及处于机械瓣膜植入状态等的患者）。

（一）评估质量指标

1.VTE 风险评估率

该评价指标为各关键动态时点分别接受 VTE 风险评估的出院患者例数之和与同期出院患者例数之和的比值。计算公式如下：

$$VTE\ 风险评估率 = \frac{各关键动态时点接受\ VTE\ 风险评估的出院患者总例数}{同期出院患者总例数} \times 100\%$$

2.VTE 中高风险比例

该指标为关键动态时点接受 VTE 风险评估的出院患者中，住院期间任何一次 VTE 风险评估结果为中、高风险的出院患者例数之和与同期进行了 VTE 风险评估的出院患者例数之和的比值。计算公式如下：

$$VTE\ 中高风险比例 = \frac{住院期间任何一次\ VTE\ 风险评估结果为中、高风险的出院患者总例数}{同期进行了\ VTE\ 风险评估的出院患者总例数} \times 100\%$$

3. 出血风险评估率

指各关键动态时点的 VTE 风险评估结果为中、高风险的出院患者，分别在相应动态时点内接受了出血风险评估的比例。计算公式如下：

$$出血风险评估率 = \frac{符合分母标准，并在相应动态时点内接受出血风险评估的出院患者总例数}{关键动态时点的 VTE 风险评估为中、高风险的出院患者总例数} \times 100\%$$

4. 出血高风险比例

在住院期间任何一次[1] 出血风险评估结果为高风险的出院患者例数之和与同期进行了出血风险评估的出院患者例数之和的比值。计算公式如下：

$$出血高风险比例 = \frac{住院期间任何一次出血风险评估结果为高风险的出院患者总例数}{同期进行了出血风险评估的出院患者总例数} \times 100\%$$

（二）预防质量指标

1. 药物预防实施率

在关键动态时点的 VTE 风险评估结果为中、高风险的，且相应动态时点出血风险评估为低风险的出院患者，在相应动态时点内实施药物预防的比例。计算公式如下：

---

1 任何一次：指的是该患者在住院期间动态评估 VTE 风险等级的某一次。

$$药物预防实施率 = \frac{符合分母标准，并在相应动态时点开立药物预防医嘱的出院患者总例数}{关键动态时点内\,VTE\,中、高风险且低出血风险的出院患者总例数} \times 100\%$$

2. 机械预防实施率

在关键动态时点的 VTE 风险评估结果为中、高风险的出院患者，分别在相应动态时点内实施机械预防的比例。计算公式如下：

$$机械预防实施率 = \frac{符合分母标准，并在相应动态时点开立机械预防医嘱的出院患者总例数}{关键动态时点内\,VTE\,中、高风险的出院患者总例数} \times 100\%$$

3. 联合预防实施率

在关键动态时点的 VTE 风险评估结果为高风险的，且相应动态时点出血风险评估为低风险的出院患者，分别在相应动态时点内实施联合预防的比例。计算公式如下：

$$联合预防实施率 = \frac{符合分母标准，并在相应动态时点开立联合预防医嘱的出院患者总例数}{关键动态时点内\,VTE\,高风险且低出血风险的出院患者总例数} \times 100\%$$

（三）结局质量指标

1. 医院相关性 VTE 检出率

指本次住院期间首次明确为医院相关性 VTE 的出院患者例数之和与同期出院患者例数之和的比值。计算公式如下：

$$医院相关性 VTE 检出率 = \frac{首次明确为医院相关性\ VTE\ 的出院患者例数}{同期出院患者总例数} \times 100\%$$

2. 医院相关性 VTE 规范治疗率

指本次住院期间首次明确为医院相关性 VTE 的病例按照指南要求分别实施了规范的抗凝治疗、溶栓治疗、介入治疗或手术治疗的出院患者总例数与同期首次明确为医院相关性 VTE 的出院患者总例数的比值。计算公式如下：

$$医院相关性 VTE 规范治疗率 = \frac{符合分母标准，并在住院期间按照相关指南进行了规范治疗的出院患者总例数}{首次明确为医院相关性\ VTE\ 的出院患者总例数} \times 100\%$$

3. 出血事件发生率

指使用抗凝药物预防 VTE，或使用抗凝／溶栓药物治疗医院相关性 VTE 的出院患者中，在住院期间发生大出血或临床相关非大出血的出院患者比例。计算公式如下：

$$出血事件发生率 = \frac{\begin{array}{c}符合分母标准，并在住院期间发\\生大出血或临床相关非大出血的\\出院患者总例数\end{array}}{\begin{array}{c}使用抗凝药物预防VTE的出院患\\者总例数，或使用抗凝／溶栓药\\物治疗医院相关性VTE的出院患\\者总例数\end{array}} \times 100\%$$

4. 医院相关性 VTE 死亡率

指本次住院期间明确为医院相关性 VTE，因其而死亡的患者例数之和与同期出院患者例数之和的比值。计算公式如下：

$$医院相关性VTE死亡率 = \frac{\begin{array}{c}明确为医院相关性VTE\\的患者中因VTE而死亡\\的总例数\end{array}}{同期出院患者总例数} \times 100\%$$

四 建立 VTE 防治管理医护考核标准

医护考核标准如下：

VTE 防治医疗质量评价标准（一）				
检查日期： 检查部门：（□病区 □片区 □护理部） 检查者：				
受检科室： 病历号及检查结果：				
检查项目	分值	得分	检查结果	备注
1. 医生了解所分管的 VTE 中危及以上的病人，并在 VTE 中、高危患者医护沟通记录本上签字	5			
2. 中、高危患者有 VTE 物理预防及药物预防医嘱	10			
3. 对所有外科住院患者、内科中危及以上患者行 D- 二聚体检测	10			
4.D- 二聚体检测阳性的患者，应行超声等相关辅助性检查，明确诊断	15			
5. 根据患者的个体情况，让患者或其家属签署 VTE 抗凝预防、抗凝治疗及溶栓知情同意书	10			
6. 对中危及以上的患者有完整的病程记录	15			
7. 规范使用抗凝药物	10			
8.PTE、DVT 执行上报程序，上报表填写完整、准确	5			

续表

检查项目	分值	得分	检查结果	备注
9. 对 VTE 致死率及其并发症有统计及分析	5			
10. 科室定期对 VTE 知识进行培训与考核（每两月一次）	10			
11. 科室 QC 小组每月进行一次质控，并有记录	5			
总分	应得总分			
	实得总分			
	得分百分比			
存在问题				
原因分析				
整改措施				
效果评价				

VTE 防治医疗质量评价标准（二）

检查日期：　　　检查部门：（□病区 □片区 □护理部）　检查者：

受检科室：　　　　　　　病历号及检查结果：

检查项目	分值	得分	检查结果	备注
1. 知晓评估量表评估方法及评估准确	10			
2. 入院 4 h 内完成风险评估，当患者转科、病情及活动能力发生变化时再次进行风险评估，遇抢救、入院后急症手术等特殊情况可延长至抢救结束 6 h 或手术后 6 h 内完成；高危患者每周评估 1 次，极高危患者每周评估 2 次	10			

续表

检查项目	分值	得分	检查结果	备注
3. 高危及以上患者、D- 二聚体阳性者及出血患者，责任护士及时告知医生，并在 VTE 高危患者医护沟通记录本上签字	5			
4 . 低危患者采取基础预防；中危患者床头悬挂黄色风险警示标识，采用基础预防和物理预防，必要时使用抗凝药物预防；高危及以上患者床头悬挂红色风险警示标识，采用基础预防、物理预防、药物预防三者相结合，预防 VTE 的发生	10			
5. 主动告知患者或其家属 VTE 风险及防范措施，让其签署 VTE 预防知情同意书，鼓励患者参与相关预防措施的落实，做好出院回访（一周、一个月、三个月）	10			
6.PTE、DVT 执行上报程序，上报表填写完整、准确，护士长及时上报护理部	10			
7. 护士长对当日 VTE 风险评估情况进行审核确认并签字，定期评估检查各项预防护理措施落实情况并签字	5			
8. 中、高危及以上患者有 VTE 物理预防及药物预防医嘱	10			
9. 对发生的 VTE 案例有分析及改进措施	5			
10. 科室定期对 VTE 知识进行培训与效果考核（每两月一次）	10			
11. 对 VTE 极高危患者有观察记录	10			
12. 科室 QC 小组每月进行一次质控，并有记录	5			

续表

总分	应得总分	
	实得总分	
	得分百分比	
存在问题		
原因分析		
整改措施		
效果评价		

参考文献

［1］黄其俊，张岩，朱国献．静脉血栓栓塞症国内外指南解读［J］．广东医学，2022，43（3）：285-288．

［2］杨媛华．直接口服抗凝药物在 VTE 治疗及预防领域的进展［J］．国际呼吸杂志，2020，40（1）：11-14．

［3］杨智勇，张涛，董昭兴．抗凝药物在预防内科危重症患者 VTE 临床治疗中的研究进展［J］．中国老年保健医学，2017，15（6）：81-83．

［4］姜允琦，李熙雷，董健．脊柱术后静脉血栓栓塞症药物预防的研究进展［J］．复旦学报（医学版），2022,49（3）：460-465．

［5］赵明明，陈国良，张树祥．抗凝血药物研究进展［J］．广东化工，2022，49（3）：117-119．

［6］陈玲玲．新型口服抗凝药在静脉血栓栓塞症的应用进展［J］．按摩与康复医学，2021，12（4）：94-97．

［7］韩春晓，王娜．阿加曲班药理作用和临床应用研究进

展［J］.药物评价研究，2021，44（10）：2088-2096.

［8］雷丽均，赵才林，徐静.急性肺栓塞的研究进展［J］.
中华肺部疾病杂志（电子版），2022，15（1）：
127-128.

［9］《中国血栓性疾病防治指南》专家委员会.中国血栓性
疾病防治指南［J］.中华医学杂志，2018，98（36）：
2861-2888.

［10］李晓强，张福先，王深明.深静脉血栓形成的诊断和
治疗指南（第三版）［J］.中国血管外科杂志（电子版），
2017，9（4）：250-257.

［11］李积凤，杨媛华.《肺血栓栓塞症诊治与预防指南》——
关于静脉血栓栓塞症预防的推荐意见［J］.中国医刊，
2018，53（10）：1078-1082.

［12］国际血管联盟中国分部护理专业委员会.住院患者静
脉血栓栓塞症预防护理与管理专家共识［J］.解放军
护理杂志，2021，38（6）：17-21.

［13］王乔宇，武明芬，柳鑫等.2021中国静脉血栓栓塞症
防治抗凝药物的选用与药学监护指南［J］.中国临床
药理学杂志，2021，37（21）：2999-3016.

［14］张广求，张美祥，王树平.新型口服抗凝药物适应
证及指南推荐意见［J］.实用心脑肺血管病杂志，
2018，26（9）：1-5.

［15］中国临床肿瘤学会指南工作委员会.中国临床肿瘤学

会（CSCO）肿瘤患者静脉血栓防治指南2020［M］.
北京：人民卫生出版社，2020.

［16］KAKKOS S K, GOHEL M, BAEKGAARD N,
et al. European Society for Vascular Surgery（ESVS）
2021 clinical practice guidelines on the management of
venous thrombosis［J］. European Journal of Vascular and
Endovascular Surgery，2021，61（1）：9-82.

［17］ANDERSON D R, MORGANO G P, BENNETT
C, et al. American Society of Hematology 2019 guidelines
for management of venous thromboembolism: prevention of
venous thromboembolism in surgical hospitalized patients［J］.
Blood advances. 2019, 3（23）：3898-3944.

［18］ORTEL T L, NEUMANN I, AGENO W, et al.
American Society of Hematology 2020 guidelines for
management of venous thromboembolism: treatment of
deep vein thrombosis and pulmonary embolism. Blood
advances. 2020, 4（19）：4693-4738.

［19］全国肺栓塞和深静脉血栓形成防治能力建设办公室. 医
院内静脉血栓栓塞症防治质量评价与管理建议（2022
版）［S/OL］.［2023-4-30］.www.thrombosischina.
cn/wp-content/uploads/2022/07/ 医院内静脉血栓栓塞
症防治质量评价与管理建议（2022 版）.pdf.

［20］全国肺栓塞和深静脉血栓形成防治能力建设办公室. 三

级医院中心建设标准及评分细则（2021 版）［S/
OL］.［2023-4-30］.www.thrombosischina.cn/wp-
content/uploads/2021/11/ 三级医院中心建设标准及评
分细则 -（2021 版）.pdf.

备注

1. 本手册中涉及药品的用法均以相应产品说明书为准；

2. 本手册仅基于目前相关信息及相应指南拟定，后续将依据最新信息及指南及时更新。